CONSIDÉRATIONS ÉTIOLOGIQUES

SUR

L'HYDROCÈLE DES ADULTES

PAR

E. VÉTAULT

Docteur en médecine de la Faculté de Paris.

PARIS

ADRIEN DELAHAYE, LIBRAIRE-ÉDITEUR

PLACE DE L'ÉCOLE-DE-MÉDECINE.

1872

CONSIDÉRATIONS ÉTIOLOGIQUES

SUR

L'HYDROCÈLE DES ADULTES

CONSIDÉRATIONS ÉTIOLOGIQUES

SUR

L'HYDROCÈLE DES ADULTES

PAR

E. VÉTAULT

Docteur en médecine de la Faculté de Paris,

PARIS

ADRIEN DELAHAYE, LIBRAIRE-ÉDITEUR

PLACE DE L'ÉCOLE-DE-MÉDECINE.

1872

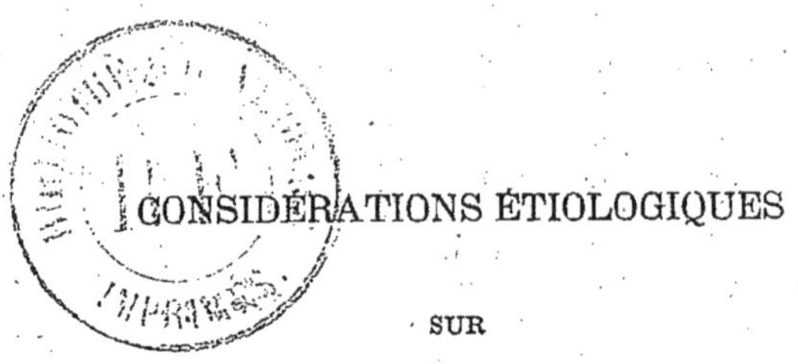

CONSIDÉRATIONS ÉTIOLOGIQUES

SUR

L'HYDROCÈLE DES ADULTES

Curling donne le nom d'hydrocèles aux tumeurs qui sont formées par une collection de liquide au voisinage du testicule ou du cordon spermatique.

Nous ne croyons pas devoir adopter cette définition, attendu qu'elle ne spécifie ni la nature du liquide, ni la nature de la cavité, ni le processus pathologique de la tumeur ; et pourtant, l'hydrocèle doit être distinguée nettement de beaucoup d'autres collections de liquide qui se forment au voisinage du testicule ou du cordon : ainsi de l'hématocèle, par la nature du liquide ; des kystes spermatiques, des œdèmes du cordon et du scrotum, par la nature de la cavité ; de la vaginalite, par la nature non inflammatoire du processus.

Pour nous, *l'hydrocèle vraie est une hydropisie se faisant lentement à l'intérieur de la séreuse naturelle du testicule;* comme telle elle doit être subordonnée des aux lois générales hydropisies des séreuses.

Les séreuses ne sont pas des organes indépendants, ce sont des tuniques de glissement pour les viscères contenus ; elles n'ont pas une vitalité propre, mais subordonnée à celle des parties qu'elles recouvrent. Aussi les pathologistes recherchent-ils toujours avec soin si le point de départ de leurs lésions ne se trouve pas dans les lésions du voisinage. Le temps n'est plus où l'on se contentait d'invoquer comme cause de ces hydropisies le défaut d'équilibre entre les fonctions d'exhalation et d'absorption. Il est bien évident que ce défaut d'équilibre existe, mais à quoi tient-il ? les troubles fonctionnels persistants ne sont plus considérés comme des maladies, mais bien comme des symptômes, et si on leur conserve encore quelquefois le nom d'essentiels, c'est en attendant qu'on en ait découvert la cause anatomique.

Pour ne parler que des séreuses, il est bien évident que c'est seulement de leurs affections chroniques qu'on s'est attaché à démontrer la non-essentialité ; car on n'entend pas dire que, par exemple, sous l'influence de l'introduction de liquide irritant dans sa cavité, la membrane ne puisse être primitivement enflammée. Aussi, la différence doit-elle être bien établie entre l'inflammation et l'hydropisie d'une séreuse. C'est pourquoi on décrit séparément la péritonite et l'ascite, la pleurésie et l'hydrothorax ; et cette distinction a une grande importance en clinique, car, si l'on fait quelquefois de l'inflammation de la plèvre ou du péritoine une lésion primitive, on se garde bien de considérer l'ascite et l'hydrothorax comme des maladies essentielles et on s'attache à en rechercher la cause dans des lésions des organes contenus. On ne doit donc pas confondre dans une même description les différentes affections des séreuses parce qu'elles ont pour caractère commun l'épanchement de liquide séreux. Nous voyons pourtant que, en ce qui concerne l'hydrocèle, certains auteurs confondent, comme Curling, sous la même dénomination l'inflammation et l'hydropisie de la tunique vaginale, uniquement parce qu'elles ont pour caractère commun un épanchement séreux ; aussi ce dernier auteur se trouve-t-il très-embarrassé par la confusion des termes, lorsqu'après avoir décrit la vaginalite sous le nom d'*hydrocèle aiguë*, il se voit forcé d'appeler *hydrocèle proprement dite* un état essentiellement différent.

Ce n'est pas une pure querelle de mots que nous faisons-là, car, en pathologie, de la confusion des termes naît la confusion des idées qu'on se fait sur la nature des maladies, leurs causes, et les moyens de les guérir. C'est pour donner des bases sérieuses à leur diagnostic et à leur thérapeutique que les médecins ont séparé l'ascite de la péritonite, et c'est pour la même cause que nous demandons qu'on ne donne pas le nom d'hydrocèle à l'épanchement de la vaginalite.

Ces deux états morbides ont un caractère commun, l'épanchement, mais par combien d'autres ne diffèrent-ils pas? La vaginalite naît brusquement, s'accompagne de phénomènes locaux et généraux d'inflammation, constitue une véritable maladie dont l'évolution est rapide, dont la marche est d'abord progressivement croissante, puis décroissante, et dont le liquide disparaît bientôt, spontanément ou sous l'influence des antiphlogistiques, presque aussi rapidement qu'il s'était produit. C'est là le propre de l'inflammation aiguë, due à une action irritante, et qui n'a atteint que la séreuse.

Mais qu'on suppose le testicule ou l'épididyme atteint d'une inflammation aiguë, si une vaginalite se produit, elle aura une marche dépendante de celle de l'épididymite elle-même; les deux états seront intimement unis l'un à l'autre, mais la vaginalite étant une complication restera au second plan comme importance, et elle aura une marche subordonnée à celle de la lésion primitive. Si l'épididymite guérit rapidement, la vaginalite disparaîtra de même; mais si l'engorgement de l'organe enveloppé, ne parvient pas à se résoudre complétement, s'il y reste un léger foyer d'irritation, cela sera suffisant pour réagir sur la séreuse, qui continuera à sécréter en excès. Mais cette hypersécrétion ne présentera aucun des symptômes inflammatoires précédents ; on aura alors affaire à une hydrocèle consécutive à une vaginalite.

Enfin, il se fait dans la séreuse testiculaire une troisième variété d'épanchement, c'est l'hydrocèle vulgaire. Celle-là débute sourdement, sans aucun caractère primitif d'inflammation, et souvent sans aucune douleur ; elle se fait lentement, progressivement ; et la séreuse distendue petit à petit par le liquide s'agrandit jusqu'au point de constituer une énorme poche. Quand le malade demande à en être débarrassé, c'est uniquement à cause de son volume et de son poids ; et comme c'est de la présence seule du liquide qu'il se plaint, c'est de lui seul que se préoccupe le chirurgien ; tandis que dans le cas précédent le malade lui-même sait très-bien indiquer la relation de cause à effet qu'il y a entre l'inflammation du testicule qu'il a eue quelque temps auparavant et l'hydropisie de la séreuse qu'il porte actuellement.

Il en résulte que c'est dans un très-petit nombre de cas que les auteurs attribuent l'hydrocèle à une lésion testiculaire ; et, quand ils arrivent à l'étiologie de cette affection, ils l'attribuent à des causes de minime importance ; or ce qu'ils font là pour la maladie de cette séreuse, on n'ose plus depuis longtemps le faire pour celle des autres. La séreuse vaginale n'est évidemment pas plus irritable que le péritoine dont elle a fait partie. Or le péritoine est fort exposé aux chocs brusques ou aux frottements répétés; et pourtant ce n'est pas à ce genre de causes qu'on attribue ordinairement l'ascite. On ne nie pas l'influence déterminante d'un coup de poing donné sur le ventre pour la production de cet épanchement, mais à la condition qu'il y ait une cause prédisposante, cause indispensable, bien plus que le coup de poing, qui, pour nous servir d'une expression vulgaire, n'aura fait que mettre le feu aux poudres.

Ainsi les causes extérieures à l'individu se trouvent reléguées au second plan dans l'étiologie de toutes les hydropisies des séreuses, sauf celle des testicules.

Guidé par l'analogie, on aurait dû songer qu'une lésion propre à l'individu, lésion chronique et demeurée peut-être longtemps inaperçue, devait être la cause de la majorité des hydrocèles; et quand par hasard on a étudié l'état du testicule ou de l'épididyme, et qu'on l'a trouvé malade, on a fait de sa lésion, non la cause, mais la conséquence de l'épanchement; ou bien on a seulement noté la coïncidence.

C'est ce qui a éveillé l'attention de M. Panas. Depuis plusieurs années il a étudié avec soin l'état du testicule dans l'hydrocèle, et, contrairement à ce que disent les auteurs, il l'a toujours trouvé malade. Dans un court mémoire inséré dans les *Archives de médecine* (1), après avoir passé en revue les différents auteurs, après avoir noté que la plupart n'attribuent aux lésions du testicule aucune influence sur la production de l'hydrocèle, il établit que cette hydropisie est au contraire toujours symptomatique d'une lésion de l'épididyme. Cette manière de voir est parfaitement conforme aux lois de la pathologie générale des séreuses. Pas plus que l'ascite, l'hydrocèle n'est une maladie; c'est un symptôme, et si ce symptôme doit préoccuper toujours le chirurgien, il ne doit pas l'empêcher de découvrir la cause réelle. Pour la découvrir, il faut la chercher; car elle ne s'impose pas d'elle-même et elle est souvent minime comme volume et fort peu en rapport avec celui de l'épanchement. Mais est-ce que cela nuit à son importance? Faut-il une tumeur volumineuse de l'abdomen pour provoquer une ascite? et pourtant là on ne s'en laisse pas imposer par la quantité du liquide, et on ne dit pas qu'une ascite est essentielle parce qu'elle a cent fois ou mille fois le volume de la tumeur qu'on découvre dans le bassin ; car c'est la nature et la

(1) Panas. Causes et nature de l'hydrocèle simple ou idiopathique des auteurs. (Arch. gén. de méd., janvier 1872).

manière d'être d'un produit qui font son importance.

Notre but est de reprendre le travail de M. Panas, de l'étendre et de l'appuyer par quelques nouvelles observations que nous avons vu recueillir dans son service. Nous chercherons à démontrer que l'hydrocèle a pour cause habituelle une lésion locale siégeant soit dans le testicule et l'épididyme, soit auprès d'eux, et nous nous demanderons quelles sont les causes de ces lésions elles-mêmes.

CAUSES DE L'HYDROCÈLE EN GÉNÉRAL.

Pour nous, il n'y a pas, dans la majorité des cas, de causes efficientes de l'hydrocèle; un traumatisme ne suffit pas pour la produire quand il est isolé; nous penchons à croire que la lésion anatomique, à laquelle nous attribuons pourtant une importance capitale, n'est pas suffisante à elle seule; et nous croyons que l'hydrocèle est le produit de deux facteurs d'une importance inégale : une lésion anatomique préexistante et un traumatisme qui vient s'y ajouter.

La lésion anatomique pourra siéger, soit dans le testicule, soit dans l'épididyme, soit dans la tunique vaginale elle-même. Nous verrons à discuter plus loin la valeur de ces différentes causes, et nous verrons que les lésions qui ne tiennent pas à l'épididyme sont une exception. Nous serons peut-être porté à faire de la lésion ordinaire de l'hydrocèle une variété particulière de l'inflammation chronique de l'épididyme et du testicule, affection qui aurait jusqu'ici passé inaperçue, parce qu'elle reste longtemps indolente, stationnaire et qu'elle ne produit d'autre symptôme morbide que l'hydrocèle ; celle-ci une fois produite attire seule alors l'attention.

En supposant cette lésion préexistante, il suffit d'un traumatisme léger pour déterminer l'hydrocèle. Ce ne sera point un coup violent, une contusion forte, qui nous donnera l'épanchement de la vaginale, car dans ces conditions il se produit, soit une hématocèle, soit une inflammation aiguë du testicule et de la séreuse ; mais ce sera un froissement plus ou moins répété de la glande et de ses annexes, froissement qui viendra donner le coup de fouet à la lésion préexistante et constituer un foyer d'irritation suffisant pour déterminer par voisinage l'hydropisie de la séreuse vaginale.

Pendant que nous nous livrions à l'étude de notre sujet, nous avons eu l'heureuse fortune de tomber précisément sur un malade qui s'est présenté dans le service de M. Panas, à l'hôpital Saint-Louis, atteint d'une hydrocèle réunissant selon nous les conditions étiologiques de cette maladie.

Observation I (Personnelle inédite).

Le nommé Louis Terju, âgé de 55 ans, se présente le 25 mai, atteint d'une hydrocèle gauche.

Pas de blennorrhagie antérieure ; n'a pas eu de syphilis ; a eu seulement une adénite pendant qu'il était au service. Sa profession de tonnelier l'expose continuellement au froid ; mais il n'accuse pas de rhumatismes ; de plus il avoue qu'il fait quelquefois des excès alcooliques et il a eu à plusieurs reprises des tremblements. Il ne se plaint pas de souffrir en urinant, mais il a des mictions fréquentes. Quand on lui demande quelle est la date et la cause de son hydrocèle, il raconte qu'elle a débuté il y a six semaines, un jour où il avait fait un effort violent en soulevant à trois une pièce de vin. A partir de ce jour en effet, sa bourse gauche a enflé rapidement pendant trois ou quatre jours, puis lentement.

Quand on le questionne d'une façon plus précise, il répond que pendant l'effort, il ne reçut aucun coup sur les bourses et n'y ressentit aucune douleur, pendant le reste de la journée il n'en souffrit nullement. Seulement le soir un frôlement du testicule fut très-douloureux; mais le malade n'y attacha aucune importance ; et voyant ensuite se produire une augmentation du côté gauche du scrotum, il l'attribua à l'effort de la matinée. Actuellement son hydrocèle à le volume d'un œuf d'oie; elle est arrondie, mesure 20 centimètres de circonférence, est transparente; elle contient 60 gr. de liquide citrin, *non coagulable par refroidissement*; le testicule est tendu, un peu dur, fort sensible à la pression, et la douleur accusée quand on le touche, est la même que celle qui fut ressentie le soir du début de la maladie. L'épididyme est induré surtout à la queue, qui a le volume d'un haricot, et est plus sensible que le testicule. Iodure de potassium, 2 gr. par jour, badigeonnage avec teinture d'iode et glycérine à parties égales.

Nons voyons, dans cette observation, un malade qui dit très-nettement que son hydrocèle a été causée par un effort. En effet, il n'avait pas la bourse plus grosse en apparence qu'auparavant : elle a grossi progressivement; il n'y a eu dans la journée aucun autre accident que l'effort dont il parle. Il semble donc tout naturel à première vue que ce soit là la cause du mal. Et c'est ainsi qu'on écrit toujours l'histoire de l'hydrocèle, parce qu'on s'en rapporte au dire des malades. Mais comme nous étions déjà, lorsque nous avons vu le malade, convaincu qu'un simple effort ne suffit pas à produire l'hydropisie chronique de la vaginale et qu'elle a une cause anatomique préexistante, nous avons poussé plus loin nos investigations. C'est alors seulement que le malade s'est rappelé que le soir, un léger frôlement du testicule lui avait causé une douleur très-vive.

Dirons-nous que la lésion que nous avons trouvée au testicule datait précisément de ce froissement ou de l'effort du matin? Mais l'orchite serait extrêmement fréquente si elle se produisait aussi facilement, et si ce traumatisme avait été dans l'espèce, la cause unique de l'hydrocèle, nous aurions dû trouver un liquide coloré par du sang ou bien coagulable par le refroidissement; car l'épanchement séreux chronique aurait alors succédé à un épanchement séreux inflammatoire ou à un épanchement sanguin dont il serait certainement resté des traces au bout de six semaines. De plus, l'effort du matin, s'il avait été suffisant pour enflammer le testicule, aurait aussi produit assez de douleur pour empêcher le malade de travailler pendant le reste de la journée.

Il n'en est rien pourtant, c'est seulement le soir qu'il souffrit dans le scrotum. Reste donc en cause le léger froissement qu'il reçut alors. Or, nous ne croyons pas qu'un seul froissement ait suffi pour déterminer une orchite chronique d'emblée; et comme nous trouvons en ponctionnant l'hydrocèle une lésion de la glande testiculaire que nous avons constamment rencontrée même chez les individus qui n'accusaient aucun traumatisme antérieur, nous sommes naturellement porté à dire que la lésion de l'épididyme préexistait et que le froissement n'a fait que la rendre apparente pour le malade, et suffisante aussi pour produire une hydrocèle. L'épididyme était donc dans un état tel qu'il lui suffisait d'un léger coup de fouet pour transmettre son irritation à la séreuse et produire une hydropisie. Pour nous il en est toujours ainsi dans l'hydrocèle : elle est imminente dès qu'il existe à côté de la vaginale une lésion anatomique insuffisante encore pour transmettre son irritation à la séreuse et qui n'attend qu'une cause adjuvante, fût-ce le plus léger traumatisme pour la produire. Nous adoptons complétement sur ce point les idées de Virchow (1), qui s'exprime ainsi : « Lorsque l'on embrasse d'un coup d'œil le développement de l'hydrocèle et l'ensemble des états qui surviennent alors dans les tissus, on est forcé de reconnaître que, presque chaque fois qu'elle acquiert une certaine grosseur, elle résulte d'un travail irritatif local. On ne peut pas précisément,

(1) Virchow. Pathologie des tumeurs, trad. Aronssohn, t. I, p. 153, 1867.

dans tous les cas, l'appeler inflammatoire, parce que les symptômes caractéristiques d'une marche inflammatoire manquent souvent, mais il est indubitablement irritatif. »

Nous allons même plus loin que Virchow, car après avoir admis qu'il est irritatif, nous disons qu'il est secondaire.

CAUSES ANATOMIQUES DE L'HYDROCÈLE.

1° *Lésions du testicule seul.*

Avant de passer aux lésions proprement dites de l'hydrocèle, nous allons donner un aperçu des différentes affections du testicule qui peuvent s'accompagner d'épanchement dans la tunique vaginale et nous verrons qu'il est impossible de donner le nom d'hydrocèle vraie à ces épanchements. On ne doit confondre dans aucun cas ces affections avec celles de l'épididyme, dont nous parlerons plus loin et dont nous ferons les véritables causes de l'hydropisie vaginale.

Nous devons d'abord écarter l'orchite aiguë à la période d'état; elle peut bien produire une vaginalite, mais elle ne saurait être la cause directe d'un épanchement essentiellement chronique. Mais il est beaucoup d'orchites dont l'inflammation peut devenir chronique; et nous admettons que dans ce cas elles peuvent s'accompagner d'épanchements séreux, mais l'épanchement est minime. Quant aux orchites blennorrhagiques auxquelles succède si souvent un état chronique, nous en parlerons à propos de l'épididymite. En effet, quand l'épididyme et le testicule sont pris à la fois, comme on le verra d'ailleurs dans la plupart de nos observations, c'est à la lésion de l'épididyme que nous attribuons le plus d'importance ; car la séreuse est appliquée immédiatement sur le conduit excréteur, tandis qu'elle est séparée de la glande elle-même par une coque fibreuse qui en isole l'inflammation, et c'est précisément la raison anatomique de la faible quantité de liquide que contient la tunique vaginale dans cette forme d'orchite chronique qu'on nomme hydro-sarcocèle.

Curling (1) constate, en effet, que, dans ce cas : « l'épanchement ne devient jamais considérable, et qu'il l'a vu rarement dépasser 60 à 80 grammes. »

L'Orchite Syphilitique n'affecte presque jamais l'épididyme, débute par le corps de la glande et ne provoque point d'épanchement séreux dans la tunique vaginale.

Les Tubercules affectent bien moins souvent le testicule que l'épididyme, ils se limitent même souvent à la tête de cet organe. Ils provoquent bien une

(1) Curling. Maladies du testicule, trad. Gosselin, p. 328, 1857

irritation de la vaginale, mais avec formation d'adhérences, de telle sorte que, si du liquide se produit, il est en petite quantité et enkysté par un cloisonnement de la séreuse.

De même aussi, comme le fait observer Curling (page 384), quand la tunique vaginale est distendue par de la sérosité dans le Cancer du testicule, l'épanchement n'est jamais très-abondant; d'ailleurs, l'épididyme étant intact, pendant un certain temps des adhérences se forment dans la tunique vaginale qui peut même s'oblitérer complétement.

Nous voyons donc que, dans ces différentes affections du testicule, c'est la lésion de la glande qui doit attirer seule l'attention; que si la tumeur devient très-volumineuse, l'augmentation de volume tient bien plus au testicule qu'au liquide; que, lorsque ces lésions s'accompagnent d'épanchement, celui-ci est toujours peu considérable, et qu'il se passe alors, dans la séreuse, un travail inflammatoire qui donne naissance à des adhérences de la vaginale et à des cloisonnements qui divisent sa cavité en une foule de petites loges. Or, jamais, dans l'hydrocèle vraie, nons ne voyons pareille chose se présenter. Nous insistons sur ce point afin de faire voir que nous ne confondons nullement les affections du testicule pouvant s'accompagner d'épanchement avec une lésion spéciale de l'épididyme que l'on rencontre seulement dans l'hydrocèle.

2° *Lésions de l'épididyme.*

Nous venons de voir que les affections chroniques de la glande spermatique ne s'accompagnent guère d'épanchements de la tunique vaginale que quand la lésion occupe l'épididyme en même temps que le testicule.

Il en est de même, d'ailleurs, des épanchements inflammatoires. Prenons pour type des orchites aiguës s'accompagnant de vaginalite celles qui sont d'origine uréthrale (blennorrhagie, cathétérisme). A quoi rattacherons-nous l'épanchement? Est-ce à l'orchite ou à l'épididymite? Nous savons que, dans ce cas, «l'épididyme est ordinairement le siége principal et quelquefois le siége unique de la maladie» (1). Curling dit même (2): «Je ne prétends pas dire que la substance glanduleuse du testicule ne soit jamais affectée; mais, d'après mes observations, le testicule échappe habituellement à l'inflammation, et celle-ci reste limitée à l'épididyme.» Et comme la vaginalite est

(1) Velpeau. Dictionnaire en 30 volumes, art. testicule t. XXIX, p. 443.

(2) Curling, p. 280.

l'accompagnement habituel de la maladie, nous en concluons qu'elle est aussi causée par la lésion habituelle, l'épididymite.

Dans l'histoire des causes anatomiques de l'hydrocèle, nous devons faire *à priori* la part bien plus large à l'épididyme qu'au testicule. Passons donc en revue les diverses épididymites chroniques, et voyons si nous les trouvons dans l'étiologie de l'hydrocèle.

Curling (p. 104) mentionne parmi les causes de cette hydropisie « une contusion qui aurait été trop faible pour attirer l'attention dans le principe ; » beaucoup d'observateurs n'attribuent pas d'autre origine aux hydrocèles qu'ils décrivent. Or, on ne comprend guère qu'une contusion puisse porter sur une séreuse vide sans atteindre l'organe contenu. Si donc un traumatisme léger peut ainsi agir après un certain laps de temps, c'est qu'il a produit une lésion permanente, et comme, d'une part, l'épididyme, n'étant pas recouvert par une tunique fibreuse épaisse, est mal protégé contre les violences extérieures ; comme, d'une autre part, nous savons que le testicule réagit beaucoup moins que l'épididyme sur la vaginale, nous concluons que, dans la plupart des cas où le traumatisme a été mentionné comme cause de l'hydrocèle, il avait produit une épididymite chronique à laquelle l'hydropisie de la vaginale n'a fait que succéder.

L'épididyme semble d'ailleurs tout particulièrement prédisposé à conserver des indurations inflammatoires passées à l'état chronique. C'est ce qu'on peut observer très-fréquemment à la suite de l'orchite blennorrhagique. « Il ne faut pas oublier que, l'orchite étant guérie, l'épididyme n'en reste pas moins dur et un peu gros, bosselé sous forme de petite tumeur, le plus souvent à son extrémité inférieure, quelquefois à son extrémité supérieure. Cet état de l'épididyme qui tourmente beaucoup une infinité de malades persiste parfois toute la vie (1). » Cela arrive surtout chez les malades négligents ; le peu de précautions qu'ils ont prises dans le cours d'une blennorrhagie, l'exercice, les marches faites comme d'ordinaire sans que le testicule soit soutenu dans un suspensoir, les excès de boissons qui ont éternisé l'uréthrite et l'ont propagée jusque dans les parties profondes de l'urèthre, sont chez eux les causes de l'orchite aiguë. Et c'est encore le manque de soins qui fait que l'inflammation reste chronique : les malades veulent trop vite se remettre à leur vie habituelle et ils éternisent le mal.

Voyons ce que devient l'épididymite chronique

(1) Velpeau, Dict. en 30, art. Testicule, t. XXIX, p. 450.

ainsi produite. Elle est chez quelques-uns assez gênante pour qu'ils continuent à s'en préoccuper; et si une hydrocèle survient alors, ils indiquent nettement dans leur récit son processus pathologique. Nous croyons que quelques hydrocèles se produisent ainsi.

Il arrive même dans certains cas que l'épanchement de la tunique vaginale n'a jamais disparu et que l'hydrocèle a succédé directement à une vaginalite. C'est l'exception toutefois, ainsi que le constate Velpeau, qui dit, à propos de la vaginalite : « elle se dissipe presque toujours en même temps que la maladie du testicule et assez souvent on la voit disparaître avant l'engorgement de l'épididyme. *Quelquefois*, cependant, elle persiste et peut se transformer en hydrocèle chronique (1). » Mais, dans ce cas, le liquide que l'en obtient par la ponction se coagule encore par le refroidissement. Curling (2) assigne également à quelques hydrocèles une origine nettement inflammatoire au début, mais il ajoute que, dans ces cas, il y avait des adhérences, des brides cloisonnant la vaginale et formant des cavités multiloculaires imparfaites. Or nous ne retrouvons pas là la vraie hydrocèle vulgaire, celle des descriptions habituelles, où la

(1) Velpeau, dict. en 30, art. Hydrocèle, t. XV, p. 447.
(2) Curling, p. 104.

poche est unique et sa surface intacte, de telle sorte que la tumeur est régulièrement sphéroïde.

Quelquefois le liquide contient une grande quantité de paillettes de cholestérine; les auteurs disent que c'est surtout dans les vieilles hydrocèles avec parois épaisses contenant des brides, des adhérences. Or, la cholestérine n'est pas le produit habituel de la sécrétion des séreuses hydropiques; c'est un produit de transformation régressive; il faut, pour qu'on en trouve, qu'il y ait eu à l'origine soit du sang, soit des produits inflammatoires dans la séreuse, de sorte que la présence de la cholestérine nous indiquerait que l'épanchement a eu une origine traumatique ou inflammatoire. Mais qu'on remarque bien aussi qu'on ne la trouve que dans les vieilles hydrocèles, et qu'il peut se faire, comme dans le cas suivant, qu'il y ait eu un certain intervalle entre la période d'inflammation et la période d'hypersécrétion, de sorte qu'un esprit non prévenu serait tenté d'isoler les deux lésions l'une de l'autre.

Observation II.

(Recueillie par M. Gripat, interne du service. Inédite).

Gandillon (Philippe), chaudronnier, âgé de 65 ans, se présente, le 26 mars 1872, à la consultation de M. Panas, à Saint-Louis, pour une hydrocèle gauche.

Il y a quarante-deux ans il eut une orchite blennorhagique du côté gauche. Il y a vingt-cinq ou trente ans, une hydrocèle du même côté. Elle grossit lentement d'abord, diminua ensuite légèrement, puis de nouveau augmenta de volume. Elle mesure actuellement 20 centimètres de circonférence sur 24 verticalement. Evacuation de 200 grammes de liquide jaune citrin, contenant une très-grande quantité de cholestérine.

Le volume total de la masse testiculaire est doublé, le corps du testicule est sensible spontanément et un peu douloureux quand on le touche. *L'épididyme est augmenté de volume, induré, bosselé, sensible surtout au niveau de la queue.*

Iodure de potassium, 1 gr. par jour.

9 mai. Le malade n'a pas reparu.

Nous venons de voir l'hydrocèle dérivant directement de l'orchite aiguë. C'est là un des modes rares, et nous avons vu qu'il se traduit aussi par des symptômes rares : la coagulabilité spontanée du liquide, la présence de la cholestérine et le cloisonnement de la cavité. Il peut arriver que l'hydrocèle se produise sous l'influence des mêmes causes mais après un plus long temps. Nous ne pouvons mieux faire que de citer ici un auteur dont l'autorité est irrécusable, Velpeau qui, après avoir parlé de l'origine traumatique de l'hydrocèle, ajoute (1):

(1) Velpeau, dict. en 30, art. Hydrocèle, t. XV, p. 449.

« Une autre cause trop négligée de l'hydrocèle se trouve dans les maladies de la glande séminale elle-même. Une foule de malades, en effet, ont eu une orchite avant d'avoir une hydrocèle. Uniquement occupés de l'inflammation testiculaire, ils se croient guéris quand elle cesse de les faire souffrir ou quand l'organe n'a plus qu'un volume médiocre. Plusieurs mois s'écoulent sans qu'ils y aient songé. Pendant ce temps, le peu d'irritation restée dans les bourses active l'exhalation de la tunique vaginale; une hydrocèle s'établit sourdement, et quand le malade s'en aperçoit, il ne sait plus où en trouver la cause. Aussi est-il très-ordinaire de voir le testicule, l'épididyme surtout, bosselé, hypertrophié, doublé, triplé de volume, dans les hydrocèles les plus simples en apparence et dans celles qui semblent être survenues spontanément. » Nous verrons si nous devons, avec Velpeau, faire toujours de l'induration de l'épididyme que l'on trouve dans l'hydrocèle un reste de l'épididymite aiguë, mais nous acceptons, dans ce cas donné, le processus qu'il indique.

Depuis que notre attention est attirée sur la constance des lésions chroniques qui se cachent derrière l'épanchement vaginal, nous avons toujours trouvé une induration de l'épididyme; est-ce que nous l'attribuerons toujours à un reliquat d'une orchite aiguë antérieure? Parmi les malades qu'il nous a été donné d'observer, nous en avons trouvé, il est vrai, qui affirmaient n'avoir jamais eu de blennorrhagie, ou qui ne se rappelaient pas avoir jamais reçu de contusions du scrotum suffisantes pour produire à elles seules une orchite; cependant tous, nous le répétons, nous présentaient un épididyme volumineux, induré, sensible à la pression. Nous citons, à l'appui de notre dire, deux observations de malades chez qui nous avons trouvé ces lésions, et nous en empruntons deux à un mémoire de M. Voillemier (1).

Observation III.

(Recueillie par M. Gripat, interne du service. Inédite).

Guénier (Félix), âgé de 54 ans, chanteur d'église et de théâtre, vient à la consultation de M. Panas pour une hydrocèle droite, le 28 février 1872.

Il a eu la vérole il y a vingt-cinq ans, n'a jamais eu d'uréthrite et ne se souvient pas d'avoir reçu de coup sur les bourses.

Il y a un an il remarqua que son testicule droit augmentait de temps à autre pour diminuer ensuite; il n'y faisait rien. Il y a trois mois et demi, début d'une hydrocèle du même côté. Elle fut ponctionnée le 27 janvier pour la première fois. La tu-

(1) Voillemier. Union médicale, 1859, t. IV, p. 149 et 202.

meur présentait le même volume qu'aujourd'hui ; l'épididyme était dur, volumineux et un peu douloureux.

Pas d'injection dans la vaginale. 1 gr. d'iodure de potassium chaque jour. Suspensoir.

L'hydrocèle a reparu quelques jours après la ponction. Elle a maintenant une forme ovoïde à grosse extrémité inférieure. La transparence est complète. Circonférence, 23 centimètres. Ponction avec l'aiguille de la seringue de Pravaz ; on retire de 10 à 11 gr. de liquide que l'on remplace par 60 gouttes d'alcool. Immédiatement douleurs vives dans la direction du cordon, remontant dans l'abdomen et faisant bientôt place à une douleur sourde, puis à un sentiment de pesanteur.

On suspend l'iodure de potassium pour constater l'action de l'injection d'alcool. Le 9 mars, le malade se plaint d'avoir beaucoup souffert et de souffrir encore un peu. L'hydrocèle mesure 24 centimètre de circonférence. On évacue 200 gr. de liquide citrin ; *la queue de l'épididyme est dure et un peu douloureuse*, portée en dedans ; le cordon est en avant ; c'est donc une inversion en anse. Pas d'injection ; reprise de l'iodure de potassium. Le 26, circonférence, 24 centimètres en tous sens ; le liquide a donc reparu complétement. La queue de l'épididyme et la portion testiculaire du cordon sont dures ; l'ensemble de l'organe est doublé de volume, douloureux. Continuer l'iodure de potassium.

OBSERVATION IV.

(Recueillie par M. Gripat, interne du service. Inédite.)

Valentin (Sicaire), tailleur de pierres, âgé de 65 ans, se présente à la consultation de M. Panas, le 16 mars 1872, pour une hydrocèle gauche ayant débuté il y a deux ans. Le malade n'a pas reçu de coup sur le scrotum; il n'a jamais eu d'affection vénérienne. Il n'a fait aucun traitement; il porte seulement un suspensoir. Il a des envies fréquentes d'uriner et souffre au commencement de la miction.

La tumeur est ovoïde, à grand diamètre vertical, bilobée; mesurant 28 centim. de circonférence sur 23, remontant jusqu'à la racine des bourses, suspendue au cordon et ne retombant pas jusqu'au fond du scrotum, fluctuante et transparente, assez tendue. Comme M. Panas veut essayer dans ce cas les injections minimes d'alcool et démontrer que la cause de l'insuccès de cette méthode opératoire est dans l'engorgement épididymaire, il évacue le liquide qui est verdâtre et très-légèrement opalin, afin d'examiner l'organe spermatique.

On trouve la *queue de l'épididyme indurée*, fort sensible à la pression, bosselée, engorgée. Inversion en anse.

On n'ordonne pas d'iodure de potassium afin de laisser l'épanchement se reproduire, sans modification de l'épididyme.

Le 26, deuxième ponction ; il sort 230 gr. de liquide citrin; l'épididyme est dans le même état.

1er juin. Ponction ; 150 gr. de liquide citrin. Mêmes lésions du testicule un peu moindres, *plus de troubles de la miction*. Iodure de potassium, 2 gr.

Observation V.

(Observation de Follin, cité par M. Voillemier, Union médicale 1854, t. IV, p. 149).

Gauthier, serrurier, âgé de 28 ans, est entré dans le service de M. Follin le 27 octobre 1853. A l'âge de 15 ans il a été affecté d'une hydrocèle du côté droit, survenue sans cause appréciable. Opéré à cette époque, la ponction donna issue à une quantité de liquide assez abondante. Une injection de gros vin fut faite dans la tunique vaginale et réussit parfaitement. Le testicule droit était resté seulement plus gros que le gauche.

Depuis cette époque il a été pris à plusieurs reprises d'une inflammation de l'épididyme. Sans doute sous l'influence de cette phlegmasie chronique, une nouvelle hydrocèle s'est développée.

Le malade entre à l'hôpital avec une tumeur volumineuse du côté droit.

L'épididyme, que l'on peut encore sentir, malgré l'épanchement, est dur et assez volumineux. Le 28 octobre M. Follin ponctionne l'hydrocèle ; le liquide évacué est parfaitement clair. Une injection iodée est poussée dans la tunique vaginale et n'y séjourne que quelques instants. Immédiatement après, on enveloppqe les bourses de bandelettes de diachylon qu'on laisse en place jusqu'au 5 novembre. Alors on les enlève et on trouve que la tumeur a presque complétement disparu. Pourtant l'épididyme est encore gros, le scrotum épaissi. Des bandelettes sont appliquées et restent jusqu'au 7 novembre. A ce moment les choses sont dans le plus parfait état. Le 9 novembre, le malade sort guéri et l'épididyme a tellement diminué de volume, qu'on a peine à se rappeler l'état dans lequel il était à l'entrée du malade.

Observation VI.

(Observation de M. Voillemier. Résumé.)

Pelletier (Victor), 44 ans, tailleur de pierres.

Aucune affection antécédente des bourses ni du testicule. Hydrocèle du côté gauche, datant de huit à dix mois, ayant grossi rapidement, et stationnaire depuis six semaines. La tumeur est piriforme et présente tous les caractères classiques de l'hydrocèle. Elle mesure 27 centimètres de circonférence. La ponction est faite le 17 septembre 1859. Après l'évacuation de 295 gr. d'un liquide citrin, on trouve le testicule un peu volumineux ; *l'épididyme également volumineux est induré* et comme détaché du testicule.

Dans tous ces cas, il y avait de l'épididymite chronique et, chez nos deux malades au moins, elle ne pouvait être rapportée ni à une blennorrhagie ni à un traumatisme; celui de l'observation n° III avait bien eu la syphilis il y a vingt-cinq ans, mais, comme l'hydrocèle était revenue au même point après un mois de traitement par l'iodure de potassium, il est peu probable que nous ayons eu là affaire à un orchite syphilitique. D'ailleurs nous savons que la syphilis s'attaque non à l'épididyme, mais au corps même du testicule.

Depuis trois ans M. Panas a recherché avec soin l'état de l'épididyme et du testicule dans l'hydrocèle; il a pu en observer un grand nombre de cas : or, *jamais*, nous a-t-il dit, *il n'a trouvé un épididyme sain ;* constamment il l'a trouvé plus ou moins augmenté de volume, bosselé, induré, sensible à la pression ; toujours la lésion existait à la partie inférieure, et quand elle se trouvait à a partie supérieure, elle y était moins prononcée ; de plus, souvent, mais non toujours, le testicule était lui-même augmenté de volume et sensible.

Nous-même nous avons constaté les mêmes lésions sur les malades que nous avons observés dans son service. Voici d'ailleurs huit observations que nous empruntons à son mémoire.

Observation VII (1re de M. Panas).

Le nommé X..., âgé de 52 ans, entre à l'hôpital Saint-Louis, salle Saint-Augustin, le 23 octobre 1869, pour se faire soigner d'une hydrocèle gauche qui s'est développée lentement et remonte déjà à plusieurs années. Les parois sont souples; il y a une transparence parfaite; le volume et la forme rappellent une grosse poire, mais sans étranglement intermédiaire. Chose digne de remarque, en cherchant à refouler le liquide de haut en bas et de bas en haut, on perçoit une sensation de neige qu'on écrase. La ponction, en laissant écouler un liquide citrin parfaitement *limpide*, en procure l'évacuation complète, ce qui permet de constater que la *queue de l'épididyme* est indurée.

Le malade n'a jamais eu de blennorrhagie ni aucune autre affection uréthro-vésicale.

Observation VIII (2e de M. Panas).

Gubard (Claude), âgé de 64 ans, entre à Saint-Louis, salle Saint-Marthe, le 20 mars 1870. A l'examen, on constate une hydrocèle à gauche, ayant trois ou quatre fois le volume du poing. La poche, qui se prolonge jusque dans le canal inguinal, offre un étranglement au milieu et un autre au niveau de l'anneau inguinal externe. Parois souples, transparence facile à constater. Le 21 mars, ponction qui laisse écouler 1,300 gr. de liquide séreux, clair, suivie d'injection iodée. Après l'évacuation du liquide hydropique, on a pu constater une *induration manifeste de la queue de l'épididyme* avec *léger engorgement du corps* du testicule. Le malade, qui n'a jamais eu de blennorrhagie, ne sait à quoi attribuer le début de l'hydrocèle.

Sort guéri le 8 avril.

Observation IX (3e de M. Panas).

Baltez, cordonnier, âgé de 70 ans, entre à Saint-Louis, salle Sainte-Marthe, le 5 mars 1870.

On constate une hydrocèle à gauche, dont il fait remonter le début à *deux* ans. La tumeur offre le volume du poing et peut être suivie jusqu'à l'anneau inguinal. D'ailleurs, souplesse des parois et transparence parfaite. On retire le 8 mars, par la ponction, 650 gr. de liquide transparent, légèrement citrin, et qui permet de constater une *induration de l'épipidyme gauche et du cordon*. Point de blennorrhagie. Seulement, sur le trajet du cordon spermatique droit, immédiatement au-dessus de la tête de l'épididyme et adhérent à cette tête, on trouve un kyste arrondi, du volume d'une petite cerise, qui, ponctionné par le bistouri, laisse échapper un liquide opalescent, que l'analyse microscopique a démontré être du liquide séminal, contenant des spermatozoïdes immobiles à divers degrés d'évolution et des cellules spermatiques.

C'est donc à un kyste spermatique qu'on avait affaire de ce côté, et c'est une chose singulière que, chez un vieillard de 70 ans, on y pût trouver des spermatozoïdes, alors que peut-être le sperme n'en contenait plus.

Comme on avait pratiqué l'injection iodée dans l'hydrocèle, le malade sort le 8 avril, guéri, mais conservant son kyste sus-épididymaire, qui s'est rempli de nouveau, trois jours après la ponction au bistouri.

Observation X (4e de M. Panas).

Guérin (Eugène), ébéniste, âgé de 53 ans, entre à Saint-Louis, salle Sainte-Marthe, le 31 mars 1870. Son hydrocèle, qui est à gauche, date de neuf mois. A eu une blennorrhagie *trente* ans auparavant et jamais d'orchite.

Le 8 avril, on ponctionne la tumeur et après

l'évacuation du liquide séreux, on trouve l'*épididyme gros et induré.* Depuis un an le malade n'urine pas aussi bien que par le passé et se lève habituellement deux fois dans la nuit.

Malgré l'injection iodée, le malade sort le 23 avril, conservant encore une certaine quantité de liquide dans la tunique vaginale.

Observation XI (5e de M. Panas).

Un journalier, âgé de 54 ans, entre à Saint-Louis, salle Saint-Augustin, le 6 juin 1870. Il s'est aperçu de sa tumeur dix à douze mois auparavant. Celle-ci remonte jusqu'à l'anneau, et a la forme d'une gourde à *convexité* antérieure, ce qui est habituel lorsque le testicule offre, comme ici, une inversion. Le liquide pesait 900 gr., était citrin clair, et l'on a pu sentir, après son évacuation, une *induration considérable de l'épididyme*, et une augmentation du volume du corps du testicule, qui était en outre très-sensible à la pression.

Observation XII (6e de M. Panas).

Grett (Ferdinand), âgé de 41 ans, entre à Saint-Louis, salle Saint-Augustin, le 6 juin 1870. Il offre une hydrocèle du côté droit, du volume de deux poings réunis. Le sommet de la poche atteint l'anneau. Il dit n'avoir jamais ressenti de douleur, seulement il porte un varicocèle du côté gauche. Le père du malade a été également atteint d'hydrocèle pour laquelle il a été opéré trois fois.

La ponction donne issue à 500 gr. environ de liquide citrin clair. Le corps du testicule et le cordon sont sains, *mais il existe un noyau d'induration à la queue de l'épididyme*, bien que le malade n'ait jamais eu d'orchite. L'injection ayant été faite, le malade sort guéri le 25 juin.

Observation XIII (7ᵉ de M. Panas).

Mallé, âgé de 32 ans, homme de peine, entre à Saint-Louis, salle Saint-Augustin, le 28 juillet 1870.

On constate chez lui une hydrocèle indolente du côté gauche ayant débuté cinq mois auparavant, sans cause connue. Il dit n'avoir jamais eu de blennorrhagie.

La tumeur, de la grosseur d'une orange, mesure 15 centimètres dans le sens vertical et offre un étranglement prononcé à son milieu. Le liquide remonte jusqu'à l'anneau interne. La ponction ayant été faite le 29 juillet, permet de constater que *la queue de l'épididyme est un peu tuméfiée et très-douloureuse à la pression*, en même temps que *le corps du testicule a augmenté de volume*.

Sort pour Vincennes, en voie de guérison, le 7 août.

OBSERVATION XIV (8e de M. Panas).

Tavet (Pierre), employé, âgé de 63 ans, est reçu à l'hôpital, salle Saint-Augustin, le 4 octobre 1870.

Son hydrocèle, dont le début remonte à quinze mois, siége du côté droit. Il n'a pas reçu de coup, ni fait d'effort, et n'a jamais eu d'orchite.

La tumeur offre le volume des deux poings et est piriforme. Le 8 octobre on retire par la ponction 300 gr. de liquide, fortement coloré en jaune et contenant des paillettes brillantes de cholestérine. Avant d'y pratiquer l'injection iodée on constate que *le testicule est plus gros et plus sensible* que celui du côté opposé, en même temps que *la queue de l'épididyme* est engorgée et douloureuse.

Le malade sort guéri le 15 octobre.

M. Panas ajoute : « Des faits cliniques qui précèdent, recueillis tous dans la même année et au hasard, il résulte clairement que le testicule est loin d'être absolument sain dans l'hydrocèle simple, puisque dans *tous* les cas, l'épididyme s'est montré à nous plus ou moins induré; dans quelques-uns même, le corps du testicule offrait une certaine augmentation de volume et de consistance, en même temps qu'il était douloureux à la pression.

« Nous avons eu soin d'indiquer qu'aucun de ces malades n'avait eu d'orchite. Tous étaient en outre indemnes de syphilis, de blennorrhagie et de diathèse tuberculeuse, à quoi il faut ajouter que le testicule du côté opposé était absolument sain. C'est donc à une espèce *d'épididymite partielle*, le plus souvent seule, plus rarement accompagnée du gonflement du corps du testicule que nous avons eu affaire. Epididymite, d'ailleurs *subaiguë*, et comme telle, indolente ou à peine douloureuse, mais pourtant apte à provoquer un épanchement séreux abondant, dans la tunique vaginale. »

Les deux observations suivantes, que nous empruntons à un mémoire de M. Ad. Richard (1), viennent à l'appui de ce que nous avançons.

Observation XV (M. Ad. Richard).

Lejat, bijoutier, âgé de 28 ans, est entré dans nos salles le 18 mai.

La tumeur qu'il porte dans le côté gauche des bourses date d'une année et demie. Elle a le volume d'un œuf de dinde ; fluctuante, transparente, elle est en partie constituée par un épanchement dans la vaginale, mais elle laisse découvrir à sa partie supérieure le testicule plus gros et plus dur qu'à l'état normal.

(1) Ad. Richard, Gaz. hebd., t. I, numéro du 17 nov. 1854.

Le 21 mai, je fais sortir par la lancette 150 gr. de sérosité citrine, de manière à pouvoir explorer avec soin le testicule. Celui-ci est presque doublé de volume ; l'épididyme a les caractères de l'orchite chronique, tandis que le corps même de l'organe semble plutôt malade dans son enveloppe extérieure, l'albuginée, bien que le jeune homme n'accuse aucun antécédent syphilitique.

1er juin, quatre ou cinq frictions hydrargyriques sur les bourses ; 2 gr., puis 3 gr. d'iodure potassique.

Le 7 juin, l'engorgement du testicule a un peu diminué, mais l'épanchement s'est reproduit.

J'ai souvent eu occasion d'observer, ajoute l'auteur :

1° Qu'une foule d'hydrocèles qui passent pour simples dans les services de chirurgie sont symptomatiques d'une maladie du testicule, surtout de l'orchite chronique ;

2° Que, même dans ce cas, contrairement à l'opinion reçue, l'injection guérit l'épanchement. (Injection d'alcool, iodure de potassium.)

Observation XVI (M. Ad. Richard.
(Résumée).

• Hermand (Arthur), garçon de café, âgé de 18 ans, entre le 18 juin 1854 au n° 10 de la salle Saint-François.

Il porte à droite depuis deux ans une hydrocèle du volume du poing ; à gauche, la tunique vaginale commence aussi à se prendre.

Le 26 juin, évacuation à droite de 200 gr. de liquide citrin. Je constate que l'épididyme est augmenté de volume, surtout vers sa queue.

La douleur de l'injection alcoolique se fait vivement sentir et se prolonge deux ou trois minutes avec la même acuité.

Le 27 juin, lendemain de l'opération, l'inflammation provoque dans les bourses une tuméfaction considérable.

A dater du 5 août, il ne sent plus rien et quitte le service.

Nous avons trouvé dans les ouvrages que nous avons consultés un très-grand nombre d'observations d'hydrocèles dans lesquelles on ne faisait mention ni de l'état du testicule, ni de celui de l'épididyme. Nous ne devons pas conclure cependant que dans tous ces cas la lésion n'existait pas ; comme il s'agit d'un petit noyau d'induration, limité souvent à la queue de l'épididyme et qui quelquefois n'excède pas le volume d'un haricot, on comprendra qu'à moins d'une recherche minutieuse et de propos délibéré, la lésion puisse passer inaperçue; c'est ce qui a dû arriver, croyons-nous, aux auteurs qui ont affirmé l'état *absolument* sain du testicule dans l'hydrocèle.

Nous avons vu que l'épididymite chronique peut être à la rigueur et dans quelques cas le résultat d'une épididymite aiguë antérieure, mais non dans la majorité ; dans ces cas elle a donc été *chronique d'emblée*. Or, à côté de froissements répétés capables de provoquer une sourde irritation dans l'organe, Curling admet comme cause de l'orchite chronique que : « Ceux qui ont un rétrécissement ou toute autre affection des voies urinaires entraînant un peu d'inflammation dans l'urèthre y sont plus particulièrement exposés, et, bien qu'elle soit habituellement idiopathique, l'inflammation a cependant quelquefois une marche que l'on peut suivre le long du canal déférent jusqu'à l'épididyme et au testicule, comme dans l'orchite secondaire (1) ». Le même auteur dit, au chapitre de l'hydrocèle, (p. 105), que « dans quelques cas, elle s'est accompagnée de phénomènes qui l'ont conduit à soupçonner qu'elle se liait, soit directement, soit par sympathie, à une affection de l'urèthre, telle qu'un rétrécissement ou une inflammation chronique. »

M. Sicard, dans un mémoire sur l'hydrocèle (2), cite l'observation d'un malade de 64 ans, entré dans le service de M. Serre, de Montpellier, pour un rétrécissement de l'urèthre avec forte douleur à la

(1) Curling, p. 326.

(2) Sicard, Gaz. méd., 1840, p. 280.

courbure du canal, et hydrocèle, dont la production était évidemment due au rétrécissement. » Le rétrécissement fut dilaté, cautérisé, puis l'hydrocèle traitée par l'injection iodée. Le malade sortit guéri au bout de sept semaines de séjour.

Si l'on fait attention, dit M. Panas (1), que la plupart des malades adultes, atteints d'hydrocèle, ont dépassé la *quarantaine* ou même la *cinquantaine*, et qu'à cet âge les altérations du col de la vessie et de la prostate sont communes (calculs prostatiques, graviers uriques, hypertrophie de la prostate, état varicoïde du col, etc.), on est tenté d'attribuer à un travail irritatif, sourd, de ces parties, qui retentit jusqu'à l'épididyme et au testicule, la cause première de cette orchite.

Nous admettons parfaitement l'opinion de M. Panas qui du reste est en cela d'accord avec Velpeau :

« Les inflammations qui s'établissent dans le testicule par suite de maladies de l'urèthre ou de la vessie sont extrêmement fréquentes. Comme tous les chirurgiens à longue expérience, j'en ai vu naître à l'occasion de simples gonflements, d'inflammations, d'ulcérations, de suppurations, de dégénérescences tuberculeuses, cancéreuses ou autres de la prostate. Des irritations diverses,

(1) Panas, loc. cit., p. 10.

des ulcérations, des fongosités, des calculs, des altérations de toutes sortes de la vessie, du trigone vésical en particulier, les ont aussi déterminées chez plusieurs des malades observés par moi (3) ».

Nous trouvons même, dans l'article *Blennorrhagie* du nouveau Dictionnaire de médecine et de chirurgie pratiques, un passage plus explicite, où une variété d'épididymite chronique que M. Fournier appelle pseudo-tuberculeuse est attribuée très-nettement à un reste de blennorrhagie ancienne, par conséquent localisée profondément dans l'urèthre et accusée de produire plus tard l'hydrocèle. « J'appelle ainsi (épididymite pseudo-tuberculeuse), dans le but d'attirer l'attention sur elle, une variété d'épididymite que je ne trouve pas signalée dans les traités classiques, et qui cependant s'est présentée plusieurs fois à mon observation.

« Cette variété rare, dont il n'a guère été fait mention jusqu'à ce jour que par Desormeaux, présente ceci de particulier : 1° qu'elle se produit exclusivement, du moins d'après ce que j'ai observé jusqu'à ce jour, dans le cours d'écoulements à forme chronique ou de blennorrhées anciennes ; 2° qu'elle simule à s'y méprendre la tuberculisation de l'épididyme, à ce point qu'elle est

(3) Velpeau, Dict. en 30, t. XXIX, art. Testicule, p. 434 et suiv

presque infailliblement confondue avec cette dernière maladie.

« Les symptômes sont les suivants :

« Au début même, elle s'annonce parfois comme une épididymite subaiguë et bénigne qui, plus tard, parcourt lentement ses périodes et reste indolente sans se résoudre ; d'autres fois, et plus souvent peut-être, elle se développe d'une façon insidieuse, presque sans phénomènes d'acuité ; l'épididyme se tuméfie sans douleur et ne présente qu'une légère sensibilité à la pression.

« Puis le gonflement s'accroît, devient même souvent très-volumineux, en même temps que les phénomènes douloureux s'apaisent et s'effacent complétement. Ce que l'on constate alors se résume à ceci : tuméfaction indolente de l'épididyme, lequel forme une masse très-dure, lisse ou irrégulière, uniforme ou bosselée sur plusieurs points.

« Simultanément, il peut se faire que la vaginale s'affecte et développe une hydrocèle plus ou moins considérable (1) ».

En adoptant l'opinion de ces différents auteurs et en supposant que l'épididymite chronique est la conséquence de lésions des voies urinaires, il nous

(1) Fournier, Dict. de méd. et de chir. prat., art. blennorrhagie, t. V, p. 223.

reste à savoir dans quelles portions on peut les localiser et comment elles se transmettent au testicule.

Nous pouvons prendre comme terme de comparaison la façon dont se produit l'épididymite aiguë d'origine uréthrale. Plusieurs processus ont été admis, par exemple dans le cas de blennorrhagie. Velpeau, après avoir soutenu la doctrine de la propagation par continuité de tissus, se voit forcé d'ajouter que *souvent le cordon n'est pas enflammé, alors que l'épididyme est atteint.* « Il m'a paru, ajoute-t-il d'ailleurs, qu'il ne survenait jamais d'orchite à moins que l'inflammation ne se fût avancée dans la portion du canal enveloppée dans la prostate (1). » Et, comme il voit quelquefois l'orchite ne se manifester qu'un certain temps après la disparition de l'écoulement, il « suppose alors qu'un reste d'irritation s'est maintenu dans la région prostatique de l'urèthre ou au col de la vessie. » Et il admet que ce sont des causes déterminantes (traumatismes même légers, froissements, etc.) qui la font passer au testicule. Plus loin, au chapitre des orchites uréthrales non blennorrhagiques, il dit que « toutes débutent par l'épididyme comme dans l'orchite blennorrhagique; tantôt aussi le canal déférent est compris

(1) Velpeau, Dict. en 30, t. XXIX, p. 445.

dans l'inflammation, et tantôt il y reste étranger de la même façon » (p. 463). Cette dernière opinion est admise par M. Nélaton (1) et par M. Rolle (2).

Nous voyons donc que les affections du testicule consécutives à celles de l'urèthre n'apparaissent que quand l'urèthre est affecté dans sa partie postérieure, et surtout dans sa portion prostatique.

Pour que le retentissement se fasse sur la glande spermatique, il faut qu'il y ait au voisinage ou dans le tissu de la prostate un foyer d'irritation, qui est quelquefois insuffisant pour déterminer un trouble dans des fonctions urinaires, mais qui suffit cependant à la longue pour produire l'engorgement de l'épididyme. Outre les lésions qui succèdent si souvent à la blennorrhagie, il y a, par exemple, les hypertrophies de la prostate et les calculs qui, d'après M. Nélaton, sont si communs, qu'après trente-cinq ans les deux tiers des hommes en seraient atteints.

Et maintenant, comment se fait la transmission de l'urèthre au testicule, est-ce par propagation directe? On la suit quelquefois dans le cordon, mais il arrive souvent, pour les lésions chroniques comme pour les lésions aiguës, que le cordon reste

(1) Nélaton, Path. ext., t. V, p. 136.
(2) Rollet. Maladies vénériennes, p. 16.

indemne, si bien que Velpeau, qui combat avec tant d'ardeur la doctrine de la métastase, se voit plus loin forcé d'avouer que celle de la propagation directe ne peut s'appliquer à tous les cas; mais il n'ose proposer une autre théorie, celle de la sympathie que M. Rollet ne refuse pas d'admettre : « C'est à la sympathie que se sont rattachés les auteurs qui ont fait les recherches les plus sérieuses sur l'orchite blennorrhagique. » « Le testicule, dit A. Cooper, a des relations sympathiques plus marquées avec certaines portions du canal de l'urèthre qu'avec d'autres. La portion prostatique de l'urèthre est celle qui a les connexions les plus intimes avec le testicule; après elle vient la membraneuse (1). »

Depuis un certain nombre d'années les physiologistes se sont occupés spécialement des phénomènes physiologiques et pathologiques dits réflexes ou sympathiques. « Lorsqu'on réfléchit, dit M. Raynaud (2), à ce fait si remarquable et si fréquemment observé, la suppression d'un écoulement blennorrhagique, au moment de l'apparition d'une orchite; lorsque l'on songe surtout qu'il n'y a aucune communication *directe*, ni vasculaire, ni nerveuse entre l'urèthre et le testicule, on se trouve

(1) Rollet. Maladies vénériennes, p. 318.

(2) M. Raynaud, De la révulsion, th. agrég., 1866, p. 121.

forcément conduit à penser qu'il existe entre ces *deux organes un arc nerveux* dont le centre est à la moelle, par où l'irritation de l'un réagit sur la circulation capillaire de l'autre. Dans le cas qui vient de nous occuper, les deux extrémités de l'arc nerveux sont très-rapprochées. »

Etudiant le siége précis des différents centres vaso-moteurs de la moelle, Budge a été amené à placer le centre génito-spinal au niveau de la quatrième vertèbre lombaire chez le lapin ; ce centre tient sous sa dépendance les mouvements et la nutrition de la partie inférieure du canal instestinal, de l'utérus, de la vessie et des canaux déférents (1).

Nous admettons complétement cette théorie qui nous explique précisément le retentissement des affections de la prostate sur l'épididyme sans lésions intermédiaires.

L'orchite uréthrale chronique qui donne l'hydrocèle affecte indistinctement l'un ou l'autre côté. Souvent elle est bilatérale, mais les deux épididymes se prennent successivement ; c'est aussi ce que M. Fournier a noté, à propos de l'orchite uréthrale aigue (2). « Il est assez fréquent que l'un et l'autre (épididyme) se prennent, mais, règle gé-

(1) In Jaccoud, Parapl. et ataxie des mouvements, p. 150, 1864.

(2) Fournier. Dict. de méd. et de chir. pr., art. blennhorr., t. V, p. 211.

nérale, l'affection n'est *jamais bilatérale d'emblée*.... L'épididymite ne devient jamais double que successivement. »

Nous avons été assez heureux pour assister précisément à la naissance d'une épididymite chez deux malades en voie de traitement pour des hydrocèles du côté opposé, et même, dans un cas, nous avons vu débuter l'hydrocèle.

Observation XVII.

(Recueillie par M. Gripat, interne du service. Inédite).

Lamarre (Joseph), débiteur d'ivoire, 42 ans, se présente à la consultation de M. Panas, le 28 avril 1872, pour une hydrocèle droite.

Il a eu son premier écoulement blennorrhagique sans orchite l'an dernier; il ne l'a pas soigné, parce qu'il souffrait peu. Son hydrocèle a débuté il y a cinq ou six mois.

Elle forme actuellement une tumeur ovoïde, régulière, à poche très-tendue, transparente. Le cordon semble induré à la limite de la tumeur. Après l'évacuation de 130 gr. de liquide citrin, on voit que le cordon n'est pas malade; il est probable que la vaginale présente autour du canal déférent un prolongement en doigt de gant, et c'est la distension de ce prolongement de la séreuse qui a fait croire à la participation du cordon à la maladie. Par contre le testicule est doublé de volume;

il est douloureux à la pression. *La queue de l'épididyme est volumineuse, bosselée, dure, fort sensible.* L'épididyme du côté gauche est sain. Iodure de potassium, 1 gr. par jour. Suspensoir.

17 mai. Vaginale grosse comme un œuf de dinde, très-tendue; ponction de 75 gr. de liquide. Queue de l'épididyme et corps de cet organe indurés. Continuer l'iodure.

Le 28. Ponction 50 gr. de liquide. Epididyme droit encore induré. Celui de gauche l'est aussi un peu. Continuer l'iodure.

Observation XVIII.

(Recueillie par M. Gripat, interne du service. Inédite).

Bresnu (Casimir), tourneur en cuivre, âgé de 48 ans, vient, le 9 avril 1872, à la consultation de M. Panas, à Saint-Louis, pour une hydrocèle gauche.

N'a jamais eu aucune maladie vénérienne, ni aucun trouble de la miction, n'a jamais rendu de graviers; est d'une excellente santé. Il attribue son hydrocèle à ce que, depuis trois semaines, il travaille à un tour se manœuvrant au pied, tandis qu'autrefois il était à un tour mu par la vapeur. Ce qu'il y a de certain, c'est qu'il ne s'examinait pas et ne peut affirmer qu'il n'avait rien avant d'être incommodé par le frottement de la cuisse sur les bourses. Dix ou douze jours après avoir commencé ce genre nouveau de travail, il voit se développer une hydrocèle avec légères douleurs dans l'aine. Evacuation de 200 gr. de liquide un peu louche.

Le corps du testicule est augmenté de volume ; *l'épididyme est volumineux, très-induré dans toute son étendue, surtout au niveau de la queue.* — L'épididyme du côté droit est sain.

Iodure de potassium 2 gr. Suspensoir.

Le 28. L'épanchement a reparu en partie ; l'iodure de potastium n'a été pris que pendant huit jours; il sera repris. Injection de 20 gouttes d'alcool.

14 mai. N'a presque plus de liquide dans la vaginale, Epididyme redevenu sain à gauche; celui de droite un peu volumineux et un peu douloureux.

Le 26. Sous l'influence de marches un peu fatigantes et répétées, l'hydrocèle gauche a augmenté; elle est bien le double de ce qu'elle était à notre dernier examen. La vaginale est flasque et non remplie. L'épididyme est un peu plus volumineux aussi.

Chose remarquable, celui du côté droit a continué à augmenter de volume, et un commencement d'hydrocèle s'est manifesté; il y a bien dans la tunique vaginale une cuillérée à bouche de liquide.

D'ailleurs, pas de douleurs spontanées de ce côté.

Nous avons donc pu, dans ces deux cas, suivre le processus de l'hydrocèle, tel que nous le comprenons ; l'épanchement a succédé même sous nos yeux, dans un des deux cas, à une épididymite chronique d'emblée.

Citons aussi une observation due à Bouisson, de Montpellier (1), d'hydrocèle double à début successif avec épididymite double.

Observation XIX.

(Bouisson de Montpellier, résumée).

Budelot (André), âgé de 49 ans, entre à l'hôpital Saint-Eloi le 23 août 1846. — Il y a deux ans, début d'une hydrocèle à gauche. Un an après, début d'hydrocèle à droite. Le volume des deux tumeurs réunies égale celui d'une tête d'enfant de 2 ans.

Injection vineuse à droite, injection iodée à gauche le 26 août.

Le 28, du côté droit, douleur très-aiguë, augmentant par la pression; sensibilité vive vers le cordon et dans le plexus lombaire. Du côté gauche, aucune douleur, gonflement modéré.

Le 29, la différence s'accentue. Tuméfaction considérable à droite; gonflement mou et œdémateux à gauche.

(1) Bouisson, Union méd., numéro du 6 fév. 1847, p. 60.

Le 5 septembre, l'hydrocèle gauche est complétement guérie ; il n'existe plus d'engorgement ni au testicule ni à l'épididyme. L'hydrocèle droite, traitée par l'injection vineuse, est seulement en voie de résolution. Il existe encore de la tuméfaction dans le scrotum ; le testicule est un peu douloureux et gonflé ; l'épididyme est induré et le cordon sensible sous forme d'une corde.

M. Panas, dans son mémoire, parle de deux hydrocèles des pays chauds, qu'il a observées, dans lesquelles la lésion de l'épididyme était plus volumineuse qu'elle n'est habituellement. C'est aussi ce que nous avons vu chez le malade dont voici l'observation.

Observation XX.

(Recueillie par M. Gripat, interne du service. Inédite).

Houssin, chaudronnier, 39 ans, vient, le 16 mars 1872, à la consultation de M. Panas pour une hydrocèle gauche. Il n'a jamais eu de maladie vénérienne. Il y a deux ans qu'il est revenu de l'île Maurice où il avait passé sept années. Au bout de deux ans de séjour dans ce pays, il commença à ressentir, lorsqu'il marchait, des douleurs dans l'aine gauche. Depuis ce temps, le côté gauche des bourses augmenta progressivement de volume.

Depuis trois semaines, il a des pesanteurs dans la jambe, des envies fréquentes d'uriner et souvent des urines filantes, ce qui le décide à se faire examiner.

La tumeur est ovoïde, à grosse extrémité en bas, de la grosseur du poing, fluctuante, très-tendue, transparente en avant, non transparente en arrière. Après évacuation de 125 grammes de liquide citrin, on trouve le testicule presque doublé de volume, sensible à la pression ; l'épididyme présente à la queue un très-gros noyau d'induration. L'épididyme est à sa place, mais le cordon passe en avant du testicule. C'est donc une inversion en anse.

Iodure de potassium, 1 gramme. Suspensoir.

CAUSES ANATOMIQUES SIÉGEANT EN DEHORS DU TESTICULE.

Bien que nous admettions que l'hydrocèle a pour cause habituelle une lésion chronique de l'épididyme, cependant nous pensons que d'autres causes anatomiques, siégeant en dehors du testicule, peuvent la produire quelquefois ; nous parlerons des kystes de l'hydatide de Morgagni, des corps étrangers de la tunique vaginale, des hernies inguinales ; nous verrons si l'hydrocèle de la vaginale peut être produite par un varicocèle ou se lier à une anasarque; enfin nous dirons quelques mots de l'inversion du testicule.

A. *Kystes de l'hydatide de Morgagni.*

Nous empruntons à M. Gosselin le passage suivant (1) : « Morgagni a signalé l'ouverture de ces kystes dans la tunique vaginale, et il pense que c'est là une des origines de l'hydrocèle. Il est possible, bien que je n'aie pas de fait à l'appui de cette opinion, que l'hydrocèle soit parfois, en effet, la conséquence de la rupture des petits kystes; seulement nous ne saurions admettre dans son entier l'explication donnée par Morgagni. Cet auteur croit que la poche, une fois ouverte, continue à sécréter, et que le produit, versé continuellement dans la tunique vaginale, s'y accumule et amène ainsi l'hydrocèle. Pour que cette manière de voir fût admissible, il faudrait que la perforation du kyste persistât et fût apercevable; or, j'ai dit que je l'avais trouvée une seule fois, et c'était dans un cas où il n'y avait pas d'hydrocèle. Je crois plutôt que l'épanchement consécutif à la rupture peut déterminer dans la tunique vaginale une irritation qui est suivie d'exhalation trop abondante de liquide séreux.

Je dois noter, d'ailleurs, que j'ai trouvé plusieurs

(1) Gosselin, Arch. gén. de méd., 1848, p. 31 et suiv.

fois de petites concrétions dures et très-fines, mélangées au liquide du kyste. Or, ces concrétions, si elles tombent dans la tunique vaginale, me paraissent devoir être une cause nouvelle et plus grande d'irritation. »

Nous ne pouvons admettre que le liquide de ces kystes puisse suffire à irriter la séreuse, et nous attribuons la production de l'épanchement à la chute des concrétions qui, tombant dans la tunique vaginale, y sont une cause locale d'irritation.

Du reste, des corps étrangers ont été également signalés par d'autres auteurs comme cause de l'hydrocèle.

B. *Corps étrangers de la tunique vaginale.*

Curling (p, 105) dit en effet que l'hydrocèle peut être causée par des corps étrangers dans la tunique vaginale, « produits qui s'y rencontrent plus souvent qu'on ne le suppose généralement. »

M. Chassaignac a enlevé, après incision, un corps étranger assez volumineux de la tunique vaginale. Voici l'observation résumée (1) :

Observation XXI.

Loiselier, 70 ans, cordonnier. Cet homme, dont la constitution est assez vigoureuse, est atteint

(1) Chassaignac. Opérations chirurg., t. II, p. 872, 1862.

depuis plusieurs années d'une hernie inguinale double. Il présente à la bourse gauche une hydrocèle moyennement distendue et dans laquelle on reconnaît tout d'abord un corps dur et qui, sous l'impulsion du doigt, s'agite à la manière d'un grelot et paraît complétement libre dans la tunique vaginale. Interrogé avec soin, ce malade nous affirme qu'il n'a jamais éprouvé de douleur dans ce côté des bourses, qu'il n'a reçu aucun coup et n'a jamais eu de ce côté rien qui ait pu ressembler à une orchite blennorrhagique. Le canal déférent, qui, du reste, est parfaitement sain, passe à distance de ce corps et se rend au testicule, qui, lui-même, ne présente rien de remarquable.

M. Chassaignac ne sait à quoi attribuer la présence de ce corps étranger ; peut-être était-ce par le mécanisme dont parle M. Gosselin qu'il s'était introduit dans la séreuse ; mais peut-être s'était-il produit sur place. Pour Virchow, il y a une périorchite proliférante, analogue à l'arthrite proliférante, et les corps libres de la tunique vaginale se produisent comme ceux des articulations ; il se fait sur le testicule des productions pédiculées, polypeuses, dont l'extrémité augmente progressivement de volume, tandis que le pédicule s'amincit jusqu'à se rompre (1).

(1) Virchow. Path. des tumeurs, t. I, p. 159, 1867.

C. *Hernies inguinales.*

Nous n'insisterons pas sur cette cause de l'hydrocèle ; elle peut alors tenir directement au voisinage du sac herniaire ou aux frottements répétés que le bandage exerce sur le cordon.

D. *Varicocèle.*

On a dit que le varicocèle pouvait causer l'hydrocèle, par suite du trouble de la circulation. Nous avons observé deux malades ayant en même temps une hydrocèle unique et un varicocèle ; mais nous devons ajouter que, chez les deux malades, l'hydrocèle siégeait à droite, tandis que le varicocèle était à gauche. Or, si le varicocèle avait eu une influence quelconque sur la production de l'épanchement, il est certain qu'il se serait produit du même côté ; nous n'avons pas besoin d'ajouter que, du côté de l'hydrocèle, nous avons trouvé la queue de l'épididyme indurée, et que cela nous a bien mieux expliqué l'hydrocèle.

E. *Anasarque.*

Si les troubles de la circulation devaient produire l'hydrocèle, ce devrait être surtout dans l'anasarque. Or, chacun sait qu'en pareil cas il y a un peu d'épanchement dans la vaginale, mais bien plus dans les tuniques du scrotum. L'anasarque donne donc plutôt l'œdème du scrotum que l'hydrocèle.

F. *Inversion du testicule.*

Il est fréquent, ainsi que le disent tous les auteurs, et nous l'avons constaté nous-même, de trouver la masse testiculaire en avant de la poche de l'hydrocèle; cela tient à l'inversion du testicule. Nous n'avons pas trouvé des statistiques établissant que cette anomalie est plus commune chez les porteurs d'hydrocèles que chez les autres individus; mais nous pensons que l'épididyme étant en avant se trouve ainsi plus exposé aux causes déterminantes de l'épididymite chez les sujets prédisposés.

Résumons donc ici les conclusions de ce travail :

CONCLUSIONS

1° L'hydrocèle est l'hydropisie de la tunique vaginale. Comme les autres hydropisies, elle n'est pas essentielle.

2° Elle est, dans la majorité des cas, symptomatique de lésions chroniques de la glande spermatique.

3° Ces lésions siégent quelquefois dans le corps du testicule, mais en même temps elles affectent toujours l'épididyme, assez souvent l'épididyme seul, et se localisent dans la queue de cet organe.

4° Cette épididymite chronique peut succéder à une épididymite aiguë, mais elle est le plus souvent chronique d'emblée.

5° Elle est habituellement produite par un foyer d'irritation siégeant aux environs de la région prostatique de l'urèthre.

6° Les traumatismes auxquels on a attribué le rôle principal dans l'étiologie de l'hydrocèle n'en sont que des causes accessoires; ils agissent non sur la séreuse, mais sur l'épididyme.

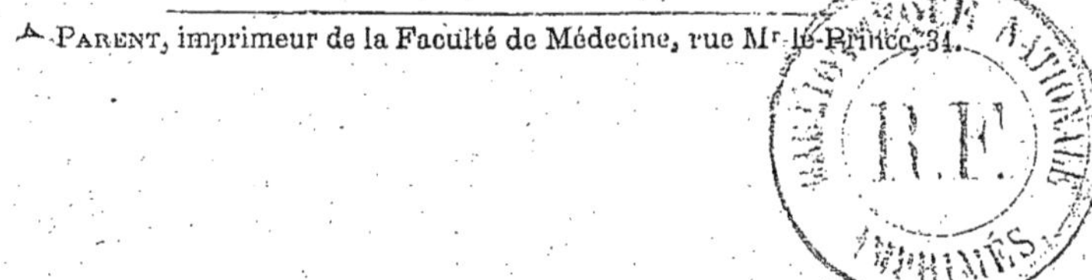

A. Parent, imprimeur de la Faculté de Médecine, rue M^r-le-Prince, 31.

www.ingramcontent.com/pod-product-compliance
Ingram Content Group UK Ltd.
Pitfield, Milton Keynes, MK11 3LW, UK
UKHW012251240726
13966UKWH00004B/1380

9 782011 926890